画给孩子的

身体密码

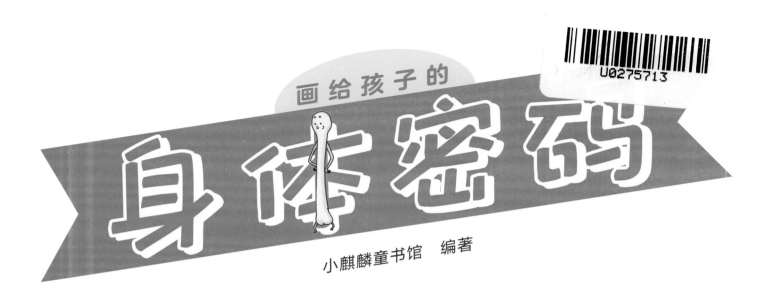

小麒麟童书馆 编著

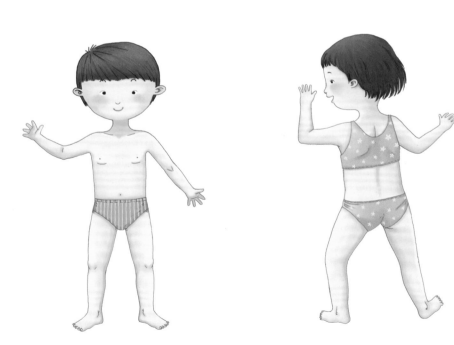

吉林美术出版社 | 全国百佳图书出版单位

我们的身体

跟身体的各个部位打个招呼吧！

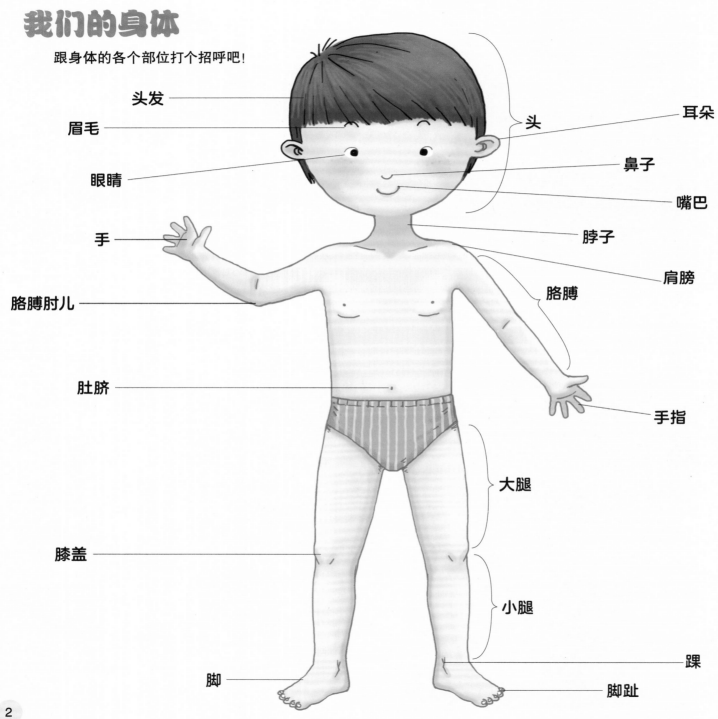

头发
眉毛
眼睛
手
胳膊肘儿
肚脐
膝盖
脚

头
耳朵
鼻子
嘴巴
脖子
肩膀
胳膊
手指
大腿
小腿
踝
脚趾

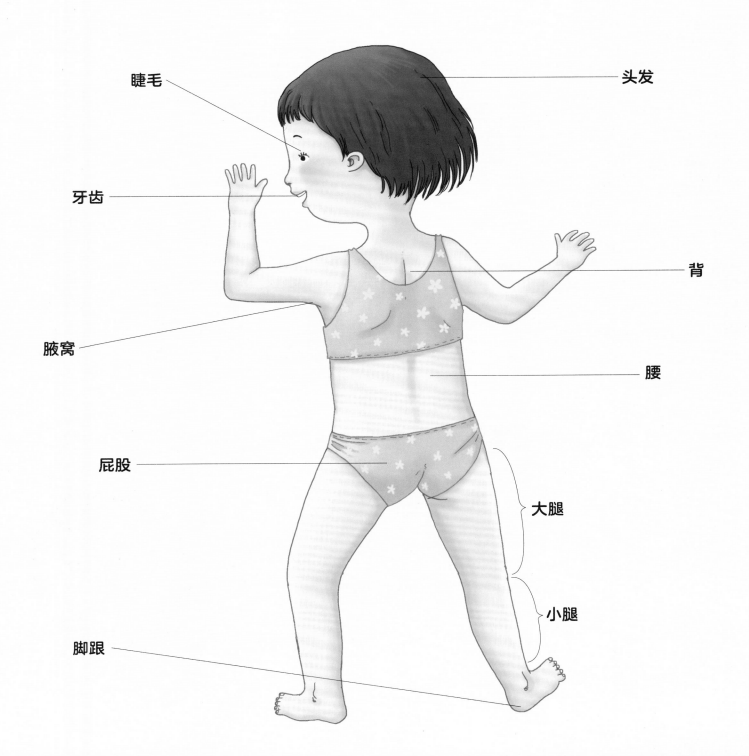

睫毛

头发

牙齿

背

腋窝

腰

屁股

大腿

小腿

脚跟

3

我们是怎么来的

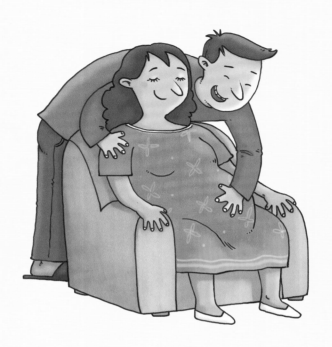

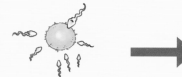

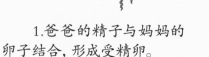

1.爸爸的精子与妈妈的卵子结合,形成受精卵。

2.受精卵大约每隔12小时分裂一次,经过多次分裂后形成一个细胞团。

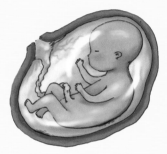

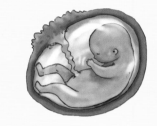

6.四个月时开始吞咽羊水。

5.三个月时就可以初步判断出是男孩还是女孩了。

肚脐是怎么形成的?

宝宝在妈妈肚子里时,通过脐带获取营养,出生后就不需要脐带了,医生会把它剪断,而肚脐就是脐带脱落后形成的内陷瘢痕。

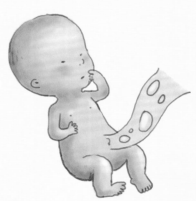

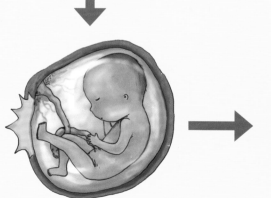

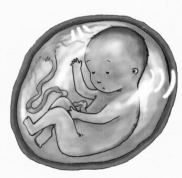

7.五个月时胎动明显增加,宝宝还会踢妈妈的肚子呢。

8.六个月时出现眉毛和睫毛。

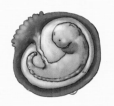

3.一个月时可辨认出胚盘与体蒂，生命体的外形像小海马一样。

胎盘能帮助宝宝从妈妈的身体里获取营养，排出代谢产物。

脐带是连接宝宝和胎盘的通道。

子宫是宝宝在妈妈肚子里生长的"口袋"。

羊水是充满在子宫内的液体，对宝宝起到保护、缓冲和滋润的作用。

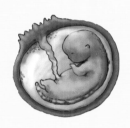

4.两个月时能分辨出手指、脚趾、眼睛、嘴巴、鼻子、耳朵等器官。

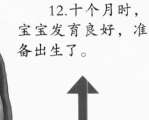

12.十个月时，宝宝发育良好，准备出生了。

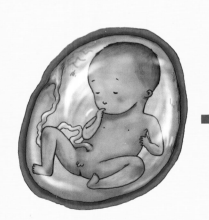

9.七个月时四肢活动好，有呼吸运动。

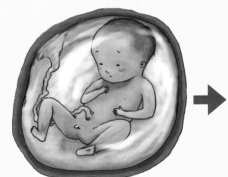

10.八个月时体重持续增加。

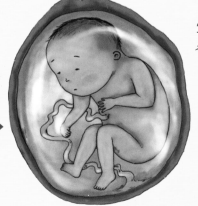

11.九个月时身体圆润。

*怀孕月份的情况变化因人而异。

5

成长的变化

　　婴幼儿成长为成人的过程中，会经历很多变化。一般到20岁左右，我们的身高就基本定型了，在此之前，我们会不断长高，体形也会发生变化。

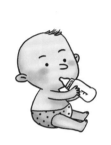
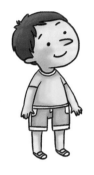
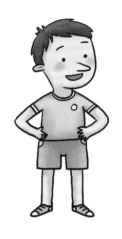
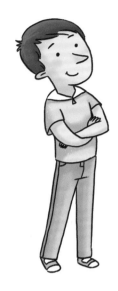
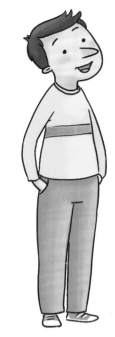

生长发育

　　我们从出生到1岁这段时期是身体生长发育最快的阶段，在这之后生长发育速度减慢。从10岁开始又进入快速生长发育阶段，这时期我们的身体形态会发生很大的变化，骨骼也会变得粗壮。

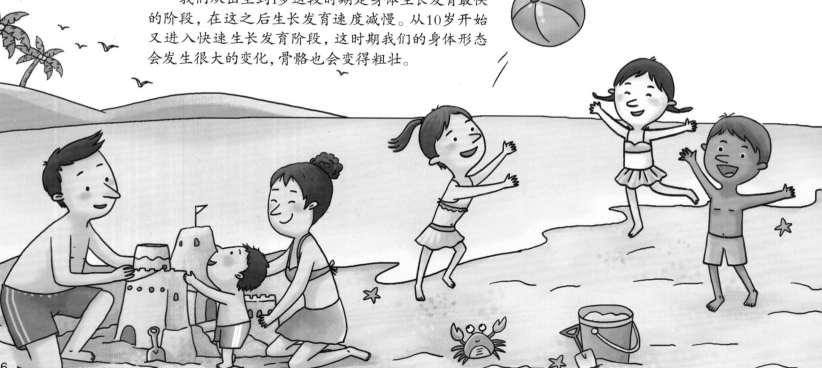

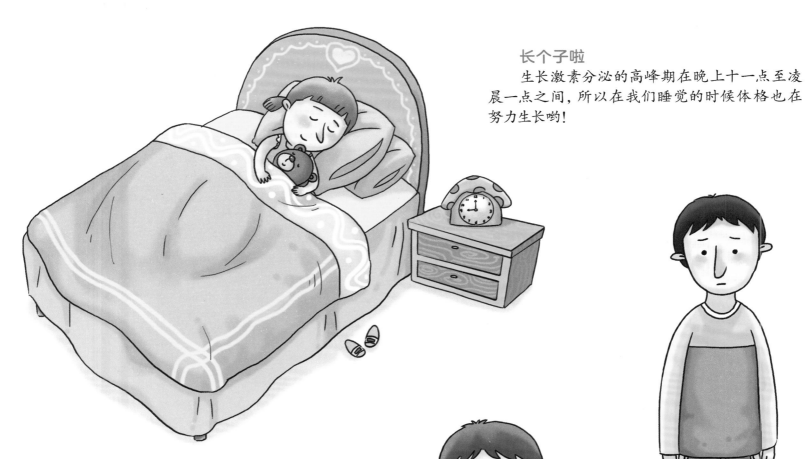

长个子啦

生长激素分泌的高峰期在晚上十一点至凌晨一点之间，所以在我们睡觉的时候体格也在努力生长哟！

侏儒症和巨人症

有些人出生后，由于多种原因导致生长激素分泌不足，致使身体各个部位发育迟缓，我们把这种情况称为侏儒症。

也有一些人的生长激素分泌过多，导致骨骼异常生长，身高显著增加，我们把这种情况称为巨人症。

这两种情况都是疾病的表现。

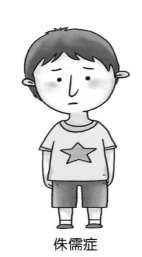

侏儒症

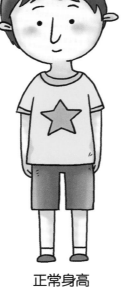

正常身高

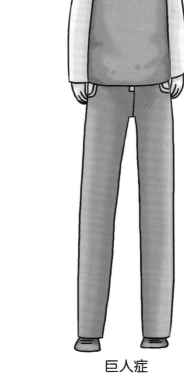

巨人症

骨骼

骨骼能支持人的体形, 帮助我们直立行走。如果没有骨骼, 我们的身体就会变成一堆不成形的肉。

颅骨可以保护大脑。

手骨由腕骨、掌骨和指骨组成。

胸骨位于胸腔前壁正中, 前凸后凹, 是长方形扁骨。

肋骨形状扁而弯, 共有12对, 可以保护心脏、肺、肝等器官。

脊柱是身体的支柱, 位于背部的正中间, 由一块块椎骨构成。儿童有32块或33块椎骨, 成人有26块椎骨。

胫骨在小腿的内侧, 是下肢功能的重要组成部分。

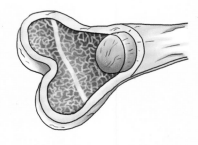

骨髓在骨头内部, 是人体的造血器官。

肱(gōng)骨是上肢最大的管状骨, 它的上端和肩胛骨的关节盂构成肩关节, 下端与桡(ráo)骨和尺骨相连接, 形成肘关节。

股骨也叫大腿骨, 是我们身体里最长的骨头。

足骨能帮助我们完成走路和跑步等动作, 一只脚的足骨有26块。

骨折后，骨头还会恢复成原来的样子吗？

　　骨折后，在折断的地方及其周围会形成血肿，之后血肿会凝结成血块。经过一段时间的治疗和休养，折断处会形成骨痂，骨痂经过一段时间的吸收和改建，骨头才可以在结构和功能上恢复正常。

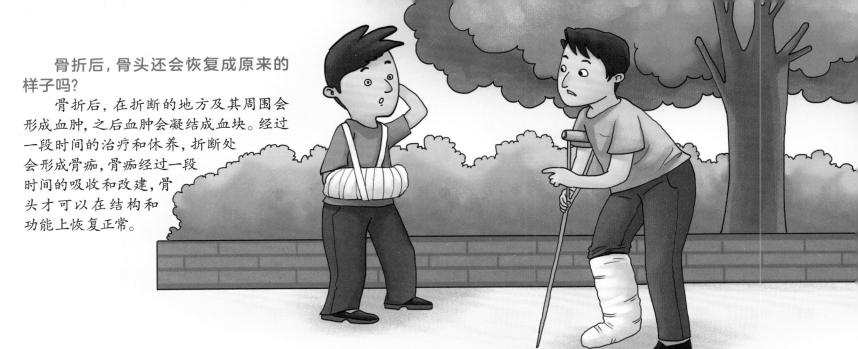

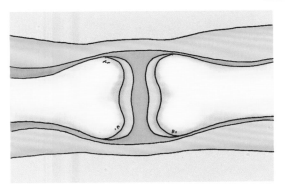

关节

　　骨与骨之间相连接的地方叫关节，关节由关节面、关节囊、关节腔三部分组成。

我们有多少块骨头？

　　成人有206块骨头，儿童通常有217块或218块骨头。随着年龄增长，儿童成长为成人时，就合并为206块骨头。

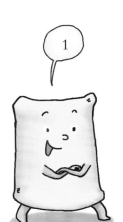

1

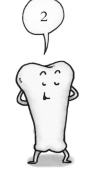

2

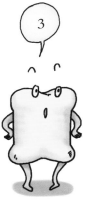

3

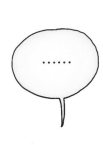

……

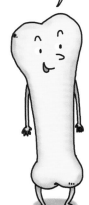

205

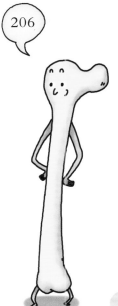

206

肌肉

我们的身体上遍布着肌肉，它们被皮肤覆盖着，包围着骨头。肌肉上面有神经纤维，在神经冲动的影响下收缩，使器官运动。

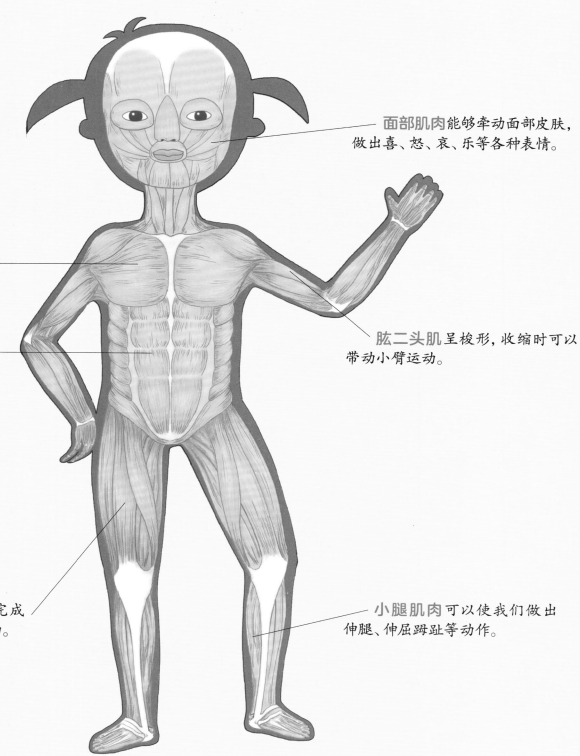

面部肌肉能够牵动面部皮肤，做出喜、怒、哀、乐等各种表情。

胸肌是呼吸和挥动胳膊时会用到的肌肉。

腹肌收缩时可以转动或弯曲身体，呼吸和大小便时也会用到这里的肌肉。

肱二头肌呈梭形，收缩时可以带动小臂运动。

大腿肌肉可以帮助我们完成散步、跑步、骑行和跳跃等运动。

小腿肌肉可以使我们做出伸腿、伸屈蹬趾等动作。

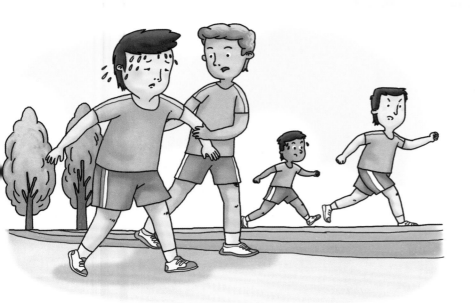

有的人跑步之后为什么腿会疼？

一种情况是由于活动量超出了身体的承受能力，导致乳酸大量堆积在腿部肌肉内，不能在短时间内代谢出去，就会导致肌肉酸痛。

另一种情况是由于跑步前没有进行充分的热身，突然剧烈运动就会造成腿部肌肉拉伤。

肌肉拉伤怎么办？

运动过猛会导致肌肉拉伤，疼痛难忍。我们可以通过休息、冰敷、压迫等方法治疗轻微的肌肉拉伤，重度肌肉拉伤则需要及时就医。

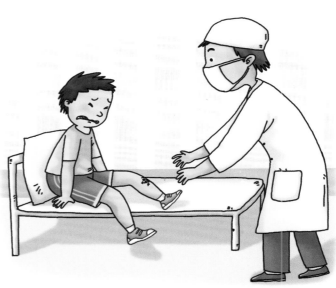

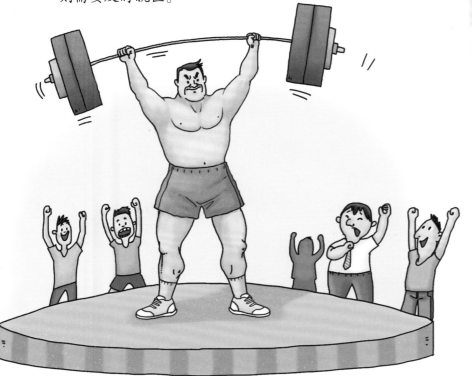

大力士为什么力气很大？

因为他的肌肉非常有力量，可以帮助他举起很重的东西。虽然他的肌肉线条不如健美运动员的那么明显，但整体看起来也很威猛。

神经系统

神经系统是我们身体重要的调节系统。

神经是人体的控制网络,连接脑、脊髓和身体的各个器官,供它们相互传递消息。

脊髓具有反射和传导的功能。

坐骨神经是我们身体内直径最粗大的神经。

脑位于我们的颅腔内,可以给身体下达各种命令,思考、记忆、说话等都由它控制。

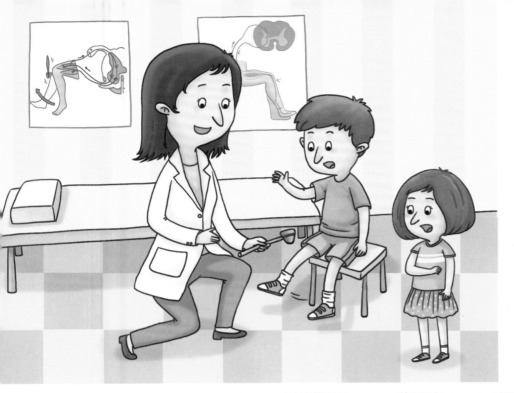

什么是膝跳反射?

膝跳反射是一种最为简单的条件反射。当我们坐在椅子上时，小腿完全松弛下垂与大腿成直角，另一个人轻轻敲击这条腿膝盖下方的肌腱，可以引起小腿向前伸展。

神经病就是精神病吗?

神经病是我们身体内的神经系统出现问题所引发的疾病，而精神病是由生物、心理和社会多方面因素互相作用引发的疾病，两种疾病不能混为一谈哟!

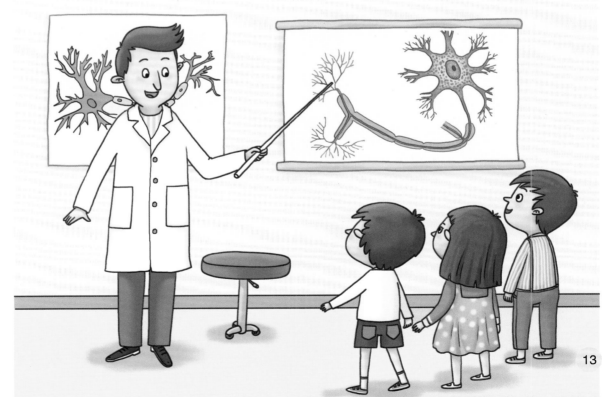

脑

脑由大脑、脑干和小脑等部分构成，是中枢神经系统中最复杂的结构。

脑最大的部分是大脑。**大脑**分为左脑和右脑，左脑主要控制语言和数学分析，右脑主要感知非语言信息、音乐、图形等。

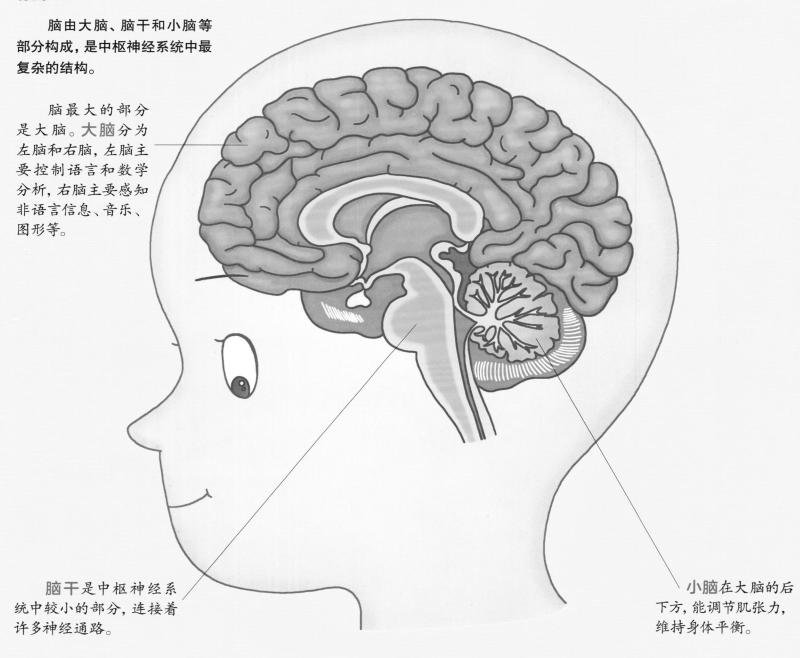

脑干是中枢神经系统中较小的部分，连接着许多神经通路。

小脑在大脑的后下方，能调节肌张力，维持身体平衡。

曹操的头疼病

我国古代名医华佗的医术很精湛,还发明了麻沸散。相传曹操有头疼病,名医华佗建议他打开头颅解除病根,曹操以为华佗要谋害他,没有同意,还把华佗杀了。

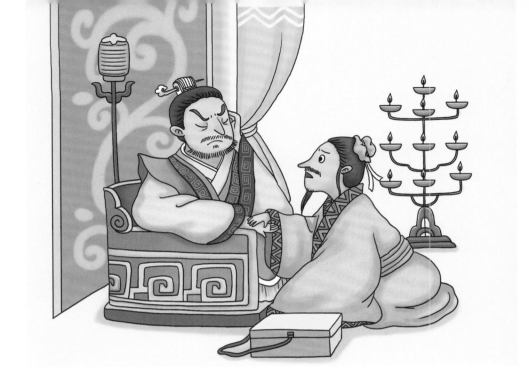

神秘的海马区

海马区因为外形像海马而得名,它位于大脑皮质下方,是处理学习、记忆、情感等功能的区域。

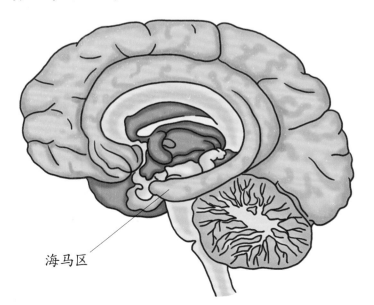

海马区

大脑需要休息吗?

大脑就像高速运转的汽车发动机,工作一天后会很累,晚上会低速工作以达到休息放松的目的,第二天再继续工作。

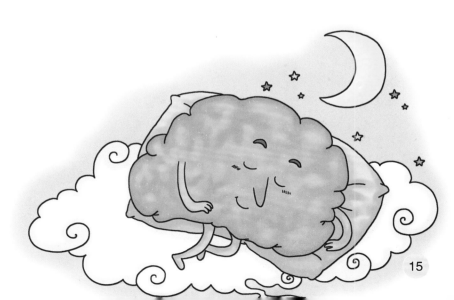

15

心脏

把手放在左胸口，你是不是能感受到扑通扑通的跳动？这里就是我们心脏所在的地方。心脏就这样不停跳动，将血液输送到身体各个部位的血管中。

心脏主要由左心房、右心房、左心室、右心室、心脏瓣膜等部分构成。

动脉 是把心脏压出来的血液运送到全身各个部分的血管，这时的血液里含有较多的氧，为鲜红色。

心脏瓣膜 是心脏的门卫，血液流出后，心脏瓣膜关闭，不让血液回流。

毛细血管 遍布全身各处，像细线一样，是人体最细的血管。

静 脉 是把血液从身体各处输送回心脏的血管，这时的血液含有较多的二氧化碳。

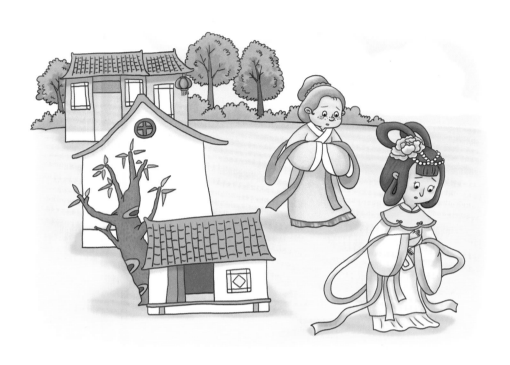

东施效颦

西施长得很美，因此她的一举一动都十分吸引人，只可惜她有心口痛的毛病，发病时总是捂着胸口、皱着眉头，但看见的人都说她这样比平时更美。同村的东施长相并不出众，她看到大家都夸赞西施皱眉的样子，就学西施捂着胸口、皱起眉头，但人们看到她却都躲得远远的。

运动的时候为什么会心跳加快?

我们在做运动的时候，需要的氧气量和能量物质增多，所以会出现心跳加快的现象。此外，运动时呼吸的频率也会加快。

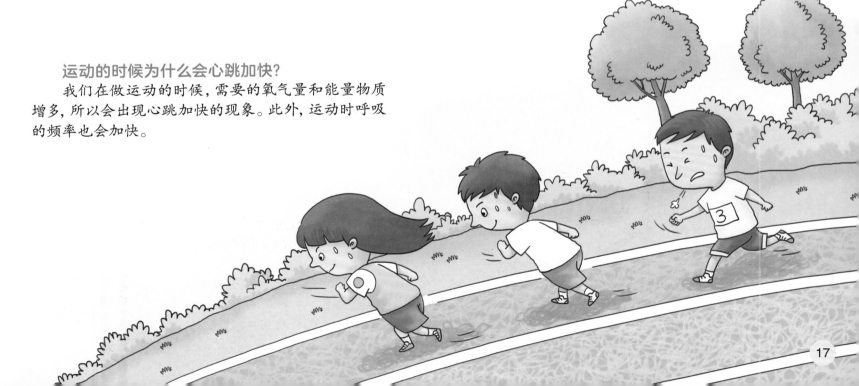

血液

血液是人体内循环系统中的液体组织，由血浆、红细胞、白细胞和血小板组成。血液能把养分和激素输送给身体内的各个器官。

红细胞能把含氧的血红蛋白运送到全身各处。因为血红蛋白，血液才呈现出红色。

白细胞无色、球形，分为粒细胞、单核细胞和淋巴细胞等。它是人体的卫士，可以找到入侵的细菌和病毒，并消灭它们。

血小板有帮助止血和凝血的作用，当我们受伤流血时，它会迅速堵在伤口位置，并形成凝血块，从而帮助伤口愈合。

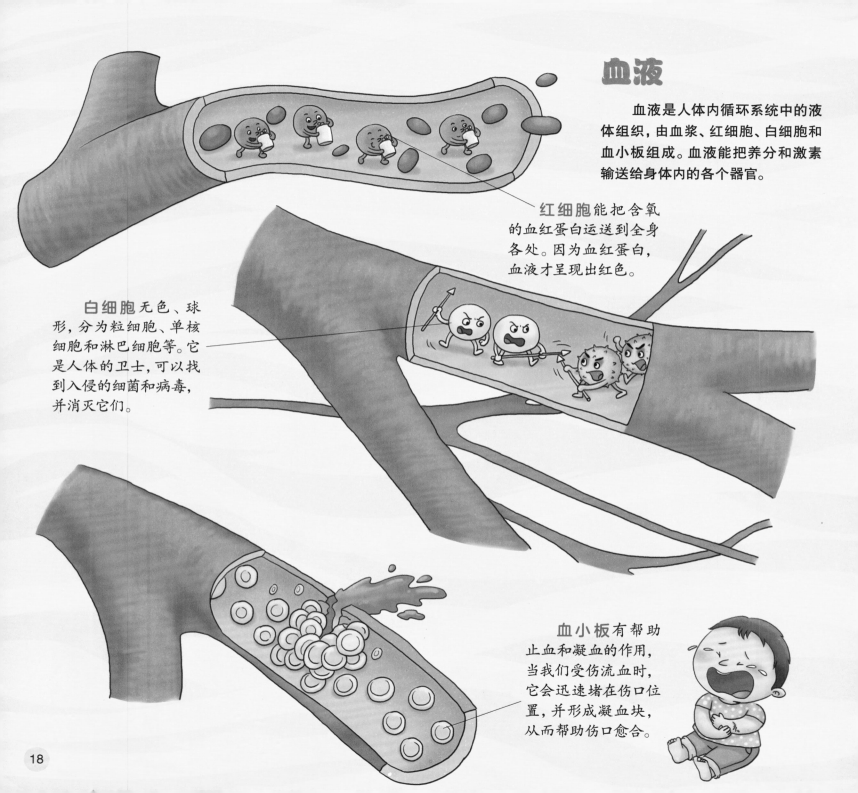

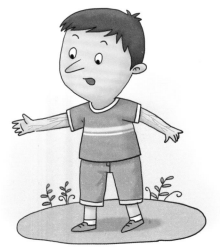

为什么血管是青色的?

血管本身并不是青色的,动脉血管外面被一种白色的结缔组织环绕着,所以看起来是白色的。静脉血管中的血液含氧量较少,所以看起来是暗红色的。我们平常看到的血管都是体表血管,体表血管多为静脉血管,由于我们的肤色多偏黄,因此,透过皮肤看血管多为青色。

血型是什么?

血型是人类血液的类型,根据血细胞凝结现象的不同,通常分为A型、B型、AB型和O型四种。

输血时,以同型输血为原则。只有在紧急情况下,AB型血的人可以接受任何血型,O型血可以输给任何血型的人。

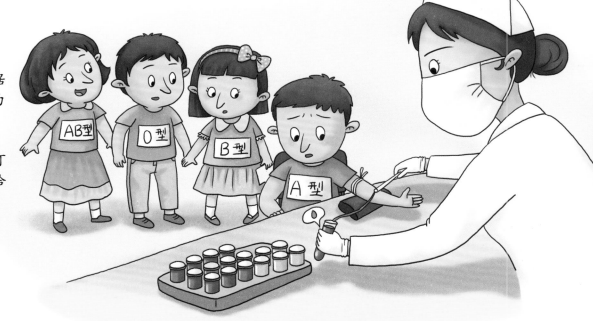

淤青是什么?

如果我们不小心撞伤,皮肤上就会出现淤青。这是皮下毛细血管破裂出血,渗出到皮下组织产生的淤血。淤青一开始是蓝色或紫黑色的,随着时间的推移,逐渐变成棕色、绿色或黄色。

肺

肺位于胸腔内,分为左肺和右肺,主要任务是给血液提供氧气,并把血液中的二氧化碳排出体外。

肺泡是像葡萄一样的近似球形的气泡,是肺部气体交换的主要场所。

支气管是气管的分支,左、右主支气管分出2级支气管,进入肺叶,称为肺叶支气管。肺叶支气管继续再分出3级支气管,称为肺段支气管。全部各级支气管在肺叶内反复分支直达肺泡管。

气管可以过滤吸入的空气,空气经过气管之后会变得湿润、温暖。

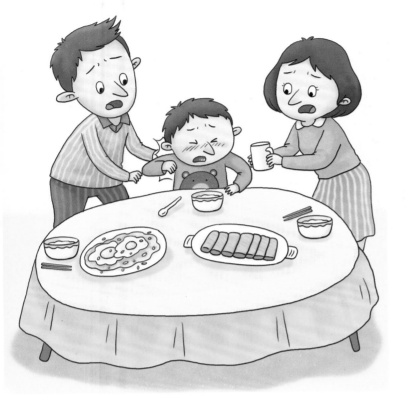

患上肺炎怎么办?

肺炎是一种常见的感染性疾病,会出现发热、咳嗽、胸痛、呼吸困难等症状,严重时还会危及生命,所以当我们出现上面的这些症状时要及时就医,做到早发现、早治疗。

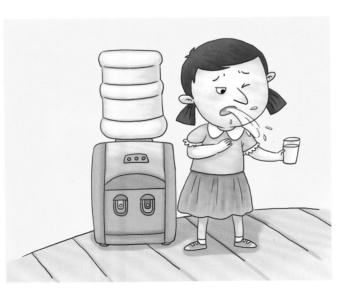

为什么会打嗝?

当我们吃饭过快或者受到寒冷刺激时,膈肌会出现痉挛现象,急促吸入空气后声门会迅速关闭阻挡空气,并产生一种又急又短的声音,这就是打嗝的声音。

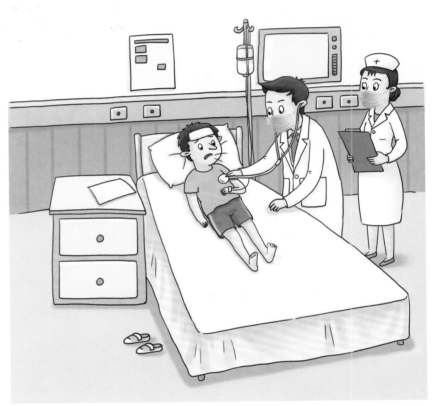

喝水为什么有时会被呛到?

我们平时在喝水的时候,可能会不小心被呛到,这是因为会厌软骨没有盖住喉咙的入口,水进入气管引起呛咳的现象,这是一种条件反射,要把气管里的水咳出来。我们平时在喝水时不要着急,更不要在喝水时说话,以免被呛到,发生危险。

肝脏与脾脏

肝脏是我们身体内最大的实质性器官，主要功能是分泌胆汁、储藏糖原等，还有解毒和凝血的作用。

胆囊位于肝脏右叶的下前方，是一个梨形囊状器官，有浓缩和储存胆汁的作用。

胆汁是一种储存在胆囊中的消化液，能促进脂肪的分解、皂化和吸收。

脾脏是我们身体中最大的淋巴器官，有储血、造血和清除衰老红细胞等功能。

下腔静脉是我们身体内最大的静脉干。

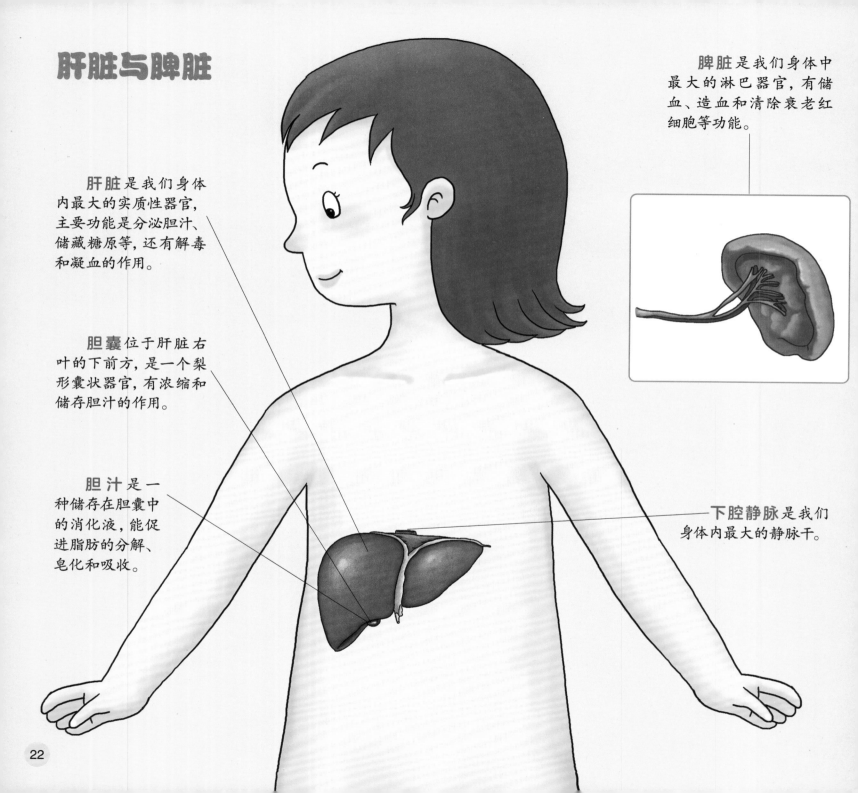

为什么会得脂肪肝？

有很多因素会导致脂肪肝，如营养不良、身体太肥胖、长期饮酒、药物中毒等等。

得脂肪肝后不要害怕，首先要保持良好的生活习惯；其次要少吃脂肪含量高的食物，多吃清淡的食物；最后要坚持日常锻炼和保持良好的心态。

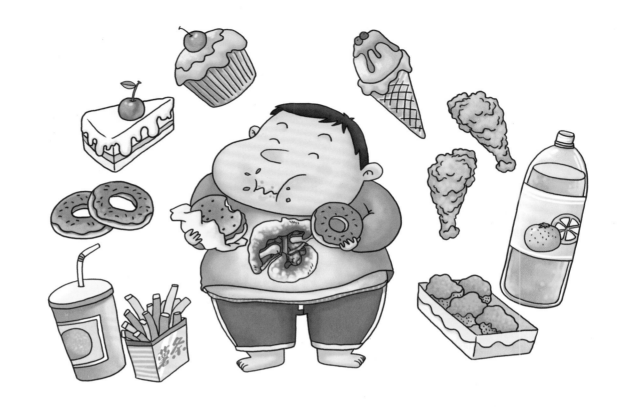

病毒性肝炎是什么？

病毒性肝炎主要是由多种肝炎病毒引起的肝脏感染性疾病，常见的有甲、乙、丙、丁、戊五种类型，它们都具有一定的传染性，但甲、乙两种肝炎是可以通过注射疫苗预防的。

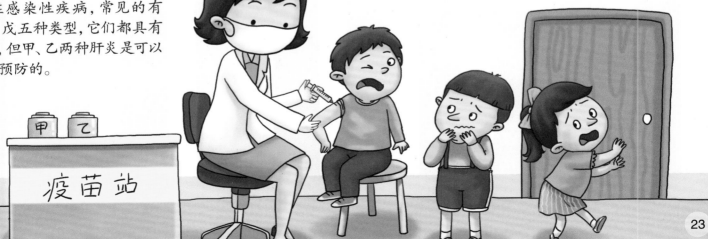

消化系统

消化系统的作用是消化食物和吸收养料，由口腔、食管、胃、小肠、大肠等部分组成。

口腔中的唾液混合食物，方便牙齿咀嚼、磨碎食物。

食管通过肌肉收缩蠕动把食物输送到胃里。

肝脏可以加工营养物质。

胃像一个大袋子，它能分泌胃液，把食物消化成糊状，并把糊状物送到小肠里去吸收营养。

胰腺是肠道的好帮手，能分泌消化液帮助肠道消化和吸收食物。

小肠像一个分拣厂，吸收胃送来的食物养分，同时把渣滓输送到大肠中去。

直肠像个大垃圾箱，把大肠送来的渣滓储存起来。什么渣滓？当然是粪便啦。

大肠的主要作用是吸收渣滓中的水分和无机盐。

肛门是消化道末端的开口，粪便从这里排出体外。

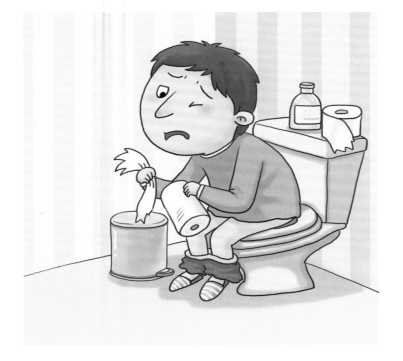

为什么会拉肚子?

当我们吃了不干净或者变质的食物,会引起肠道感染,导致肠道蠕动加快,且不能吸收这些食物中的水分。水分停留在粪便内,导致粪便不能成形,就会拉肚子。

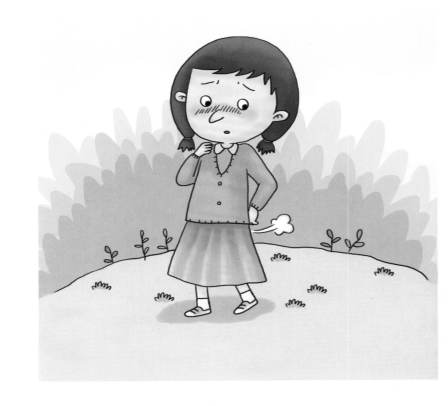

为什么会放屁?

放屁是一种正常的生理现象,也是一种新陈代谢的表现。我们在吃食物时,由于消化道正常菌群的作用,会产生很多气体。这些气体会从肛门排出,由于肛门括约肌的作用,有时会产生响声,这就是放屁。

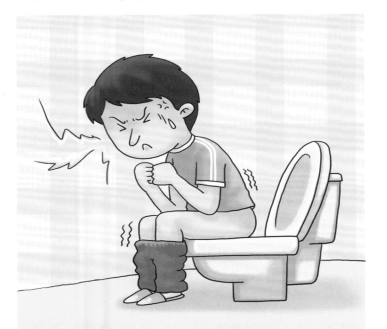

为什么会便秘?

引起便秘的原因有很多,常见的有喝水太少,经常久坐不运动,摄入食物过少等。我们平时要多喝些水,多吃一些蔬菜水果,保持适量的运动等,这些都可以减少便秘的次数。

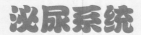

泌尿系统

泌尿系统的主要功能是排出身体里新陈代谢过程中产生的废物和多余的水,调节我们体内水、盐的代谢和酸碱平衡,维持体内环境的平衡和稳定。

肾脏的形状像蚕豆,在脊柱的两侧,左右各一个。肾脏能排出血液中多余的水、盐类和有毒废物,生成尿液。

输尿管是细长的管状组织,作用是将肾脏中形成的尿液输送到膀胱中去。

膀胱是储存尿液的器官,膀胱壁的弹性很强,尿多时就扩大,尿少时就缩小。

尿液是从我们体内排出的代谢废物和毒素,正常的尿液是淡黄色的透明液体。

尿道就是尿排出时经过的通道。

如何保护肾脏？

肾脏是人体中重要的器官，我们要保护好它。保护肾脏可以做到以下三点：

1.多喝水，不憋尿，不熬夜。

2.合理饮食，给身体提供足够的营养。

3.适当锻炼，加速新陈代谢，增强肾脏功能。

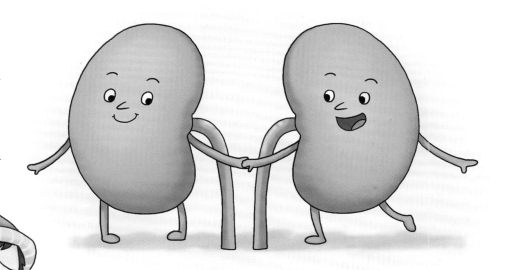

为什么天冷更想尿尿？

天冷更想尿尿的原因主要有以下两点：

1.天冷时，身体排汗量较少，原来随汗液排出的水分改为尿液排出。

2.天冷时，人体的新陈代谢速度加快，身体需要不断氧化平时贮存的脂肪和碳水化合物来获得更多的热量，而这些代谢产物产生的水，需要通过尿液排出。

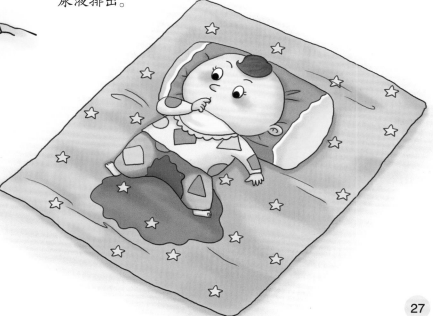

为什么宝宝会尿床？

因为宝宝的膀胱小，膀胱括约肌能力差，有尿憋不住，所以才会尿床。等长大了宝宝才能自己控制它的打开和关闭，就不会尿床了。

眼睛

眼睛是我们身体上非常精密的器官，近似球形，受眼睑保护。

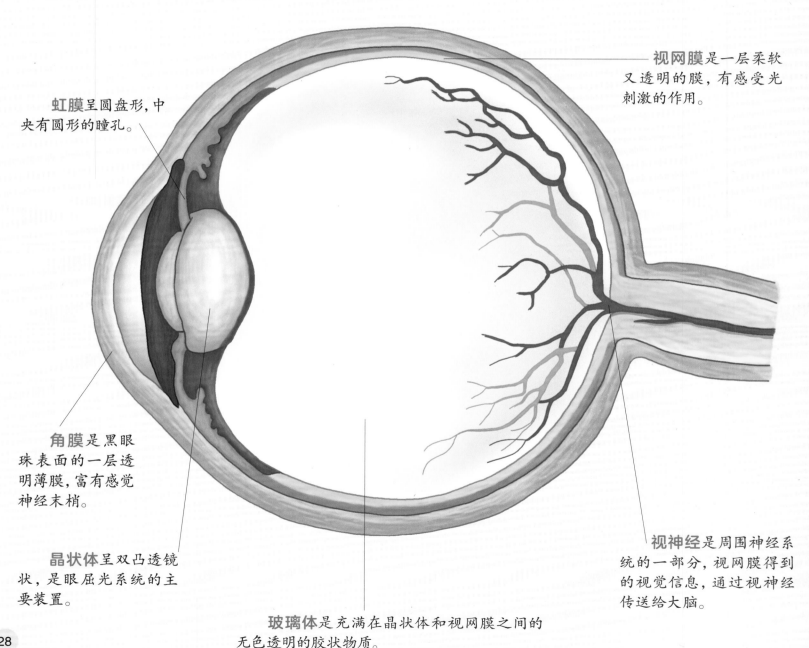

视网膜是一层柔软又透明的膜，有感受光刺激的作用。

虹膜呈圆盘形，中央有圆形的瞳孔。

角膜是黑眼珠表面的一层透明薄膜，富有感觉神经末梢。

晶状体呈双凸透镜状，是眼屈光系统的主要装置。

视神经是周围神经系统的一部分，视网膜得到的视觉信息，通过视神经传送给大脑。

玻璃体是充满在晶状体和视网膜之间的无色透明的胶状物质。

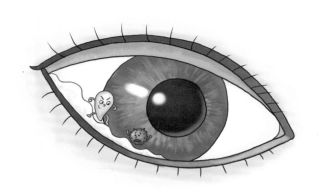

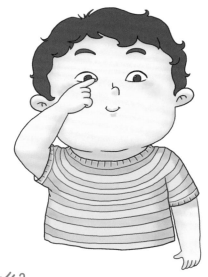

为什么会流泪?

人们在伤心、受到外界刺激或有眼病时,泪腺就会分泌眼泪。眼泪能杀死细菌,冲洗落入眼睛里的微尘,让眼球保持湿润。

眼屎是什么?

眼睑中的睑板上长有腺体,它分泌出的油脂可以滋润眼球。当我们晚上睡觉时,这些油脂与白天进入眼睛里的微尘及泪水蒸发后的残留物,就形成了眼屎。

人为什么会得近视?

一部分人近视是因为遗传,还有一部分人是因为长期使用电子产品、经常近距离看书等不健康的用眼习惯,眼睛就会过度疲劳,导致近视。

我们在日常生活中要保持良好的生活习惯,保护好我们的眼睛哟!

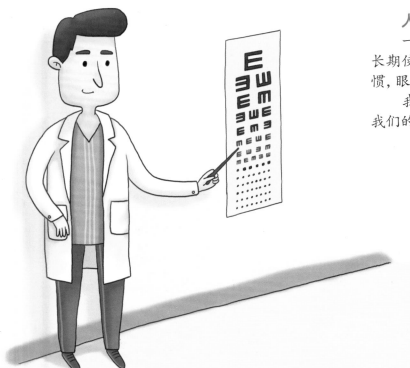

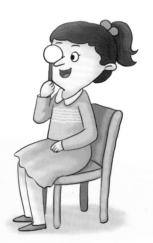

鼻子

鼻子是嗅觉器官，内有嗅觉细胞。当妈妈做饭的香味传到鼻子里，嗅觉细胞就会通过神经传给大脑，大脑就会分辨出这是什么味道了。

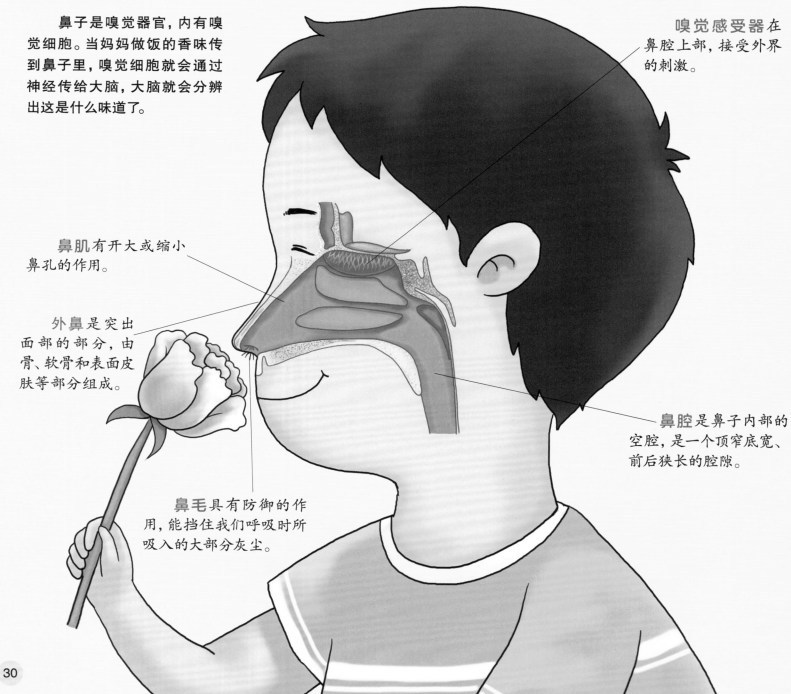

嗅觉感受器在鼻腔上部，接受外界的刺激。

鼻肌有开大或缩小鼻孔的作用。

外鼻是突出面部的部分，由骨、软骨和表面皮肤等部分组成。

鼻毛具有防御的作用，能挡住我们呼吸时所吸入的大部分灰尘。

鼻腔是鼻子内部的空腔，是一个顶窄底宽、前后狭长的腔隙。

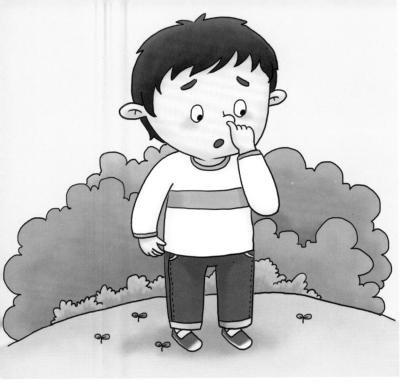

为什么会打喷嚏？

如果鼻腔内吸入异物，鼻黏膜受到刺激，我们的鼻子就会发痒，打喷嚏就是将进入鼻腔的异物驱赶时出现的一种无意识的防御性反射动作。

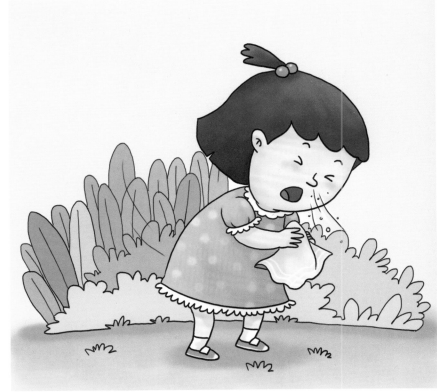

鼻屎从哪里来？

鼻腔内黏膜能分泌黏液——鼻涕，使鼻黏膜始终保持湿润。空气中的尘埃、颗粒物等被鼻涕吸附住，鼻涕干后就形成了鼻屎。

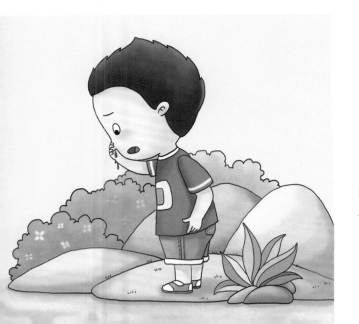

为什么会流鼻血？

流鼻血是因生理因素、外伤或疾病等引起的鼻腔内毛细血管破裂而产生的出血现象，经常挖鼻孔、打喷嚏太用力等都会引起流鼻血。所以我们要温柔地对待鼻子，好好保护它哟！

口腔

口腔里有舌头和牙齿，舌头上有很多味蕾，能辨别出不同的味道；牙齿分为切牙、尖牙、前磨牙、磨牙，能帮我们把食物嚼碎。

牙龈是包住牙颈和牙槽骨的黏膜组织，也是口腔黏膜的一部分。

牙齿是人体内最坚硬的器官，可以咬切、咀嚼食物。

嘴唇分为上唇、下唇，有保护口腔的作用。

咽位于鼻腔、口腔和喉腔的后方，是消化管与呼吸道的共同通道。

扁桃体是人体免疫系统的一部分，有抗细菌、抗病毒的防御功能。

舌头是全身上下最有力量的肌肉，也是味觉器官，具有感受酸、甜、苦、咸等味觉的功能。

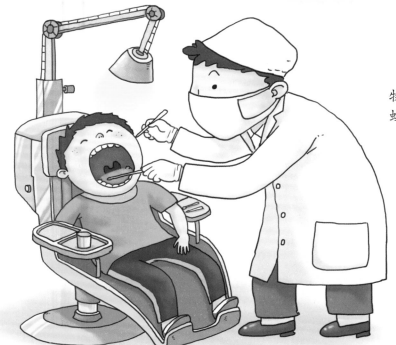

为什么会出现蛀牙？

吃完东西之后，食物残渣会在牙缝中发酵，产生酸类物质，破坏牙齿的釉质，形成空洞，这就是蛀牙。为了预防蛀牙，我们要养成早晚刷牙、饭后漱口的习惯。

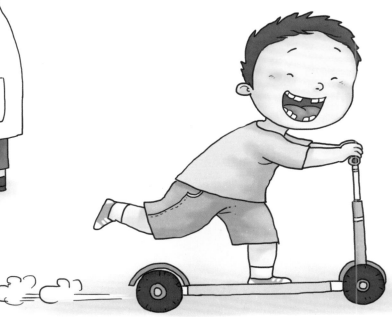

为什么会换牙？

在我们生长发育的过程中，换牙是正常的生理现象。我们会先后有两组牙齿，第一组是乳牙，第二组是恒牙。乳牙大概从6岁开始陆续发生生理性脱落，到12岁左右时会全部被恒牙代替。

为什么会有口臭？

口臭指的是嘴巴里发出难闻的气味，引起这种现象的原因多为蛀牙、牙槽化脓、慢性口炎等。如果吃了葱、姜、蒜等辛辣食物，口腔也会产生气味。

所以我们要养成良好的口腔卫生习惯，以免与别人对话时发生尴尬情况。

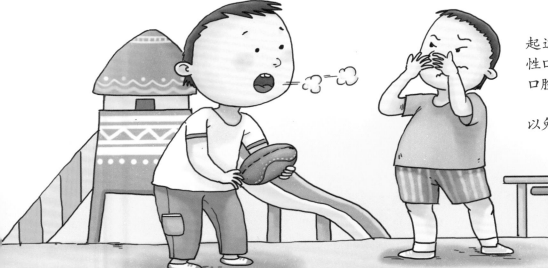

耳朵

耳朵由内耳、中耳、外耳三部分组成。声波被外耳收集到后，通过耳道向里传递。大脑收到这些信息后，对它进行处理，于是就产生了听觉。

耳郭是外耳的一部分，有收集声波的作用。

鼓膜是半透明的薄膜，内表面与听小骨相连，经过耳道传来的声波能引起鼓膜振动。

听神经可以将声音信息传递给大脑。

耳蜗的形状像一个蜗牛壳，是听觉的感受器。

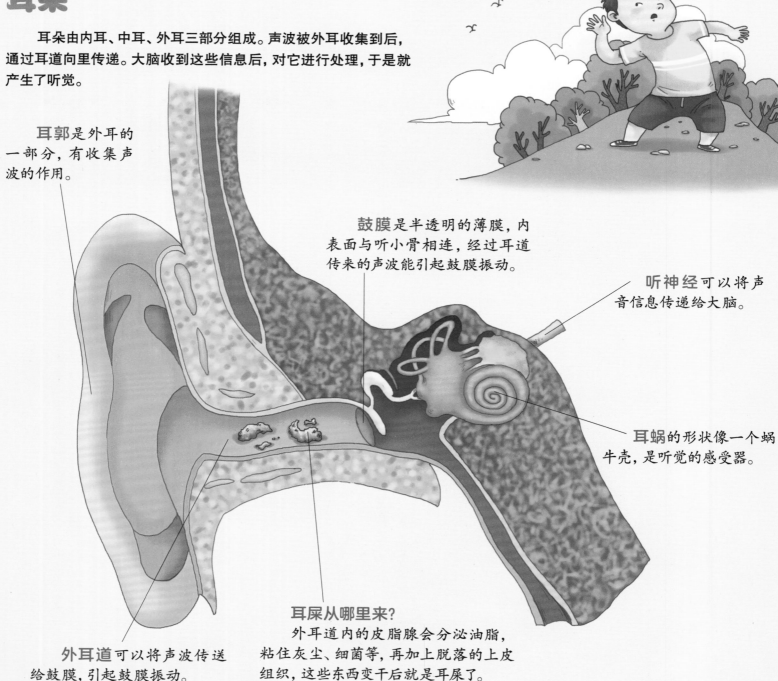

耳屎从哪里来?
外耳道内的皮脂腺会分泌油脂，粘住灰尘、细菌等，再加上脱落的上皮组织，这些东西变干后就是耳屎了。

外耳道可以将声波传送给鼓膜，引起鼓膜振动。

吃饺子和保护耳朵有什么关系呢？

古时候，很多穷苦百姓在冬天都吃不饱、穿不暖，很多人的耳朵都被冻伤了。名医张仲景看到后，就用面将药材包起来，煮熟后分给患病的百姓，当时这种食物被称为"娇耳"。大家吃了娇耳后耳朵上的冻疮便痊愈了。后来娇耳逐渐演变成我们现在吃的饺子，只是现在吃的普通饺子已经没有治疗冻疮的效果了。

为什么大部分聋哑人既听不到声音又不会说话？

大部分聋哑人是先天性耳聋，因为听力丧失，听不到声音，所以无法学习发音。我们要关爱聋哑人，让他们感受到世界的温暖。

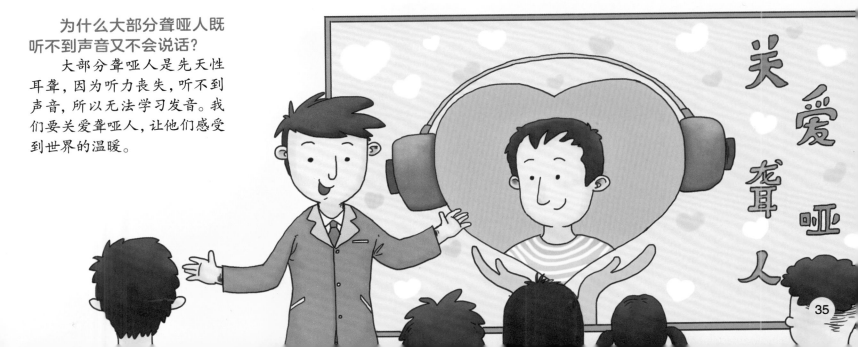

关爱聋哑人

皮肤

皮肤很柔软，也有弹性，覆盖在我们身体表面，是身体内部与外部世界之间的一道屏障。

表皮在皮肤的最外层，无血管分布，手掌和脚底的表皮最厚。

汗孔（毛孔）是汗腺在皮肤表面的开口，汗水就是从这儿排出来的。

汗腺有分泌汗液的作用。汗液的排出，能起到调节体温的作用。

脂肪组织有缓冲机械压力、保持体温等作用，还能保护骨骼、肌肉和内脏。

汗毛可以帮助我们排出汗液。

真皮位于表皮下面，里面有血管，有毛囊。

皮脂腺能分泌油脂，滋润皮肤和毛发，防止皮肤干燥。

指纹是手指头肚儿上皮肤的纹理，孩子一出生就有了指纹。因为每个人的指纹都不一样，所以它也被叫作"人体身份证"。

指甲是表皮角质层的变形物，在手指的前端，硬硬的，能保护指尖。

奖状
拾金不昧

为什么皮肤会被晒黑呢?

当皮肤受到太阳照射时,阳光中的紫外线会伤害我们的皮肤,这时,一个叫黑色素的战士站了出来。皮肤黑色素细胞中会生成大量的黑色素,以保护我们的皮肤,所以皮肤会被晒黑。

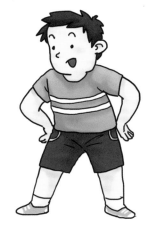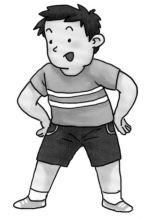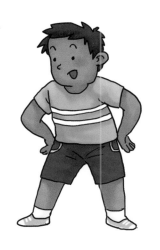

鸡皮疙瘩是什么?

当我们待在比较寒冷的环境里或者受到刺激和惊吓时,会造成毛发下面的立毛肌收缩,就会在皮肤表面形成一个个小隆起,这就是鸡皮疙瘩。在比较寒冷的环境里,我们要注意保暖,不然就会感冒哟!

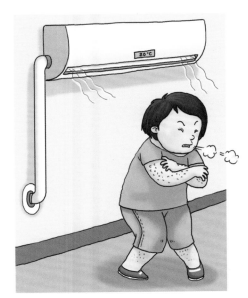

为什么人老了会长皱纹?

皮肤出现皱纹是人体生理发展的自然规律。随着年龄增长,身体的机能会逐渐下降,体内的胶原蛋白含量也会减少,皮肤水分下降,弹性减弱,表皮就会形成松垮的皱纹。

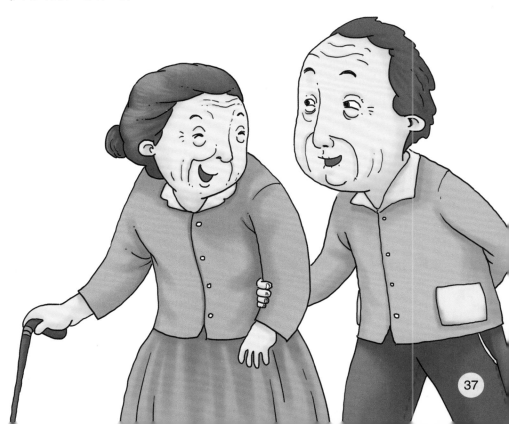

生殖系统

男孩的生殖系统和女孩的生殖系统是不一样的。生殖器官是我们每个人的私密部位哟，不可以让别人轻易触摸！

精子像小蝌蚪一样，有一条长长的尾巴。

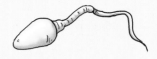

尿尿的时候精子也会排出体外吗？

精子通常在睾丸中产生，在附睾内成熟，然后需要通过输精管，再通过尿道排出。而尿液平时储存在膀胱里，直接通过尿道排出。除非有精液停留在尿道内，否则正常情况下精子是不会随尿液排出体外的。

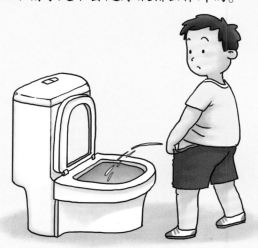

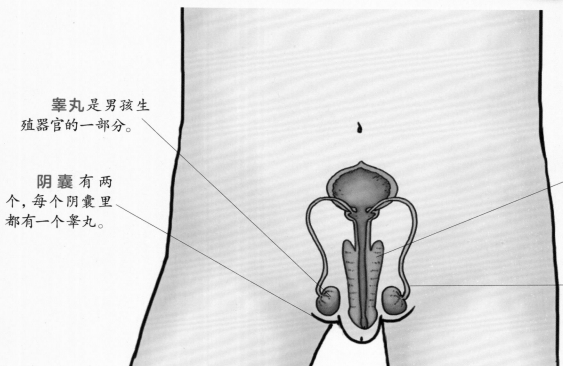

睾丸是男孩生殖器官的一部分。

阴囊有两个，每个阴囊里都有一个睾丸。

阴茎是男孩排出尿液和精子的地方。

输精管是输送精子的管道，将睾丸产生的精子输送到精囊中去。

卵子像一个球，是女性体内最大的细胞。

人在刚出生时就有精子或卵子吗?

卵子在女孩出生时就存在了，青春期之后才会排出。而精子在男孩青春期之后才会产生。

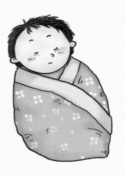

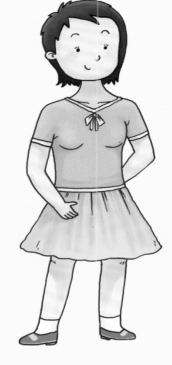

卵巢是产生卵子的地方，一般一个卵巢每个月只能产生一个卵子。

输卵管是输送卵子的肌性管道。

阴道是宝宝从妈妈肚子里出来时要经过的地方。

子宫是宝宝在妈妈肚子里时生活的地方。

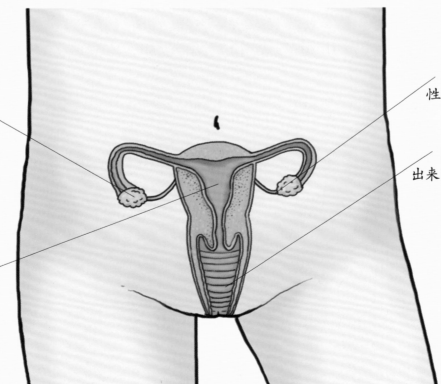

糟糕，我生病了

生病的时候，我们会觉得很难受。

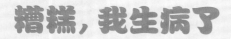

好痒啊，我过敏了！

我们的身体可能不喜欢一些东西，比如花粉、猫毛、海鲜等，当我们接触或者吃到这些东西时，会出现打喷嚏、身上长红疹等情况。这时候，一定要及时切断与过敏原的接触，到医院进行治疗。

身体好烫，我发烧了！

发烧的时候，我们会感觉全身肌肉酸痛、四肢无力，甚至还会出现头晕、头痛等症状，这时我们可以用温水擦拭身体，来辅助降温。如果病情不见好转，要及时就医。

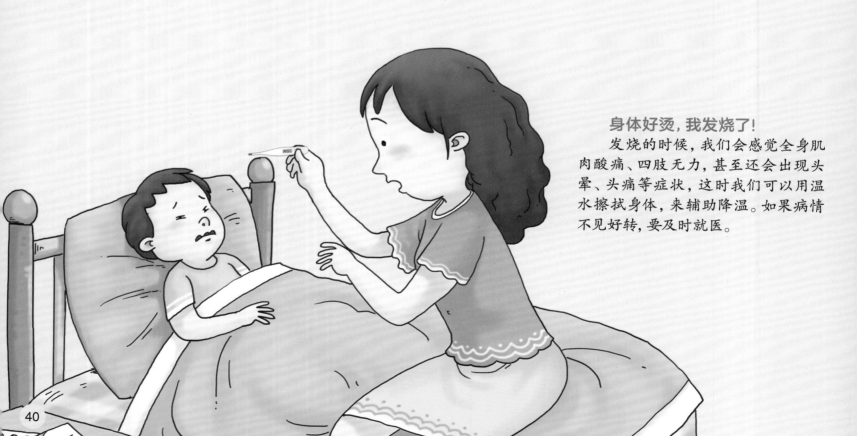

咳咳咳，嗓子发炎了!

当我们不小心受到细菌或病毒感染时，嗓子会出现红肿和疼痛，有时甚至连喝水都觉得难受。这时千万不要逞强，及时就医才是解决问题的好办法哟!

好疼啊，眼睛长了麦粒肿。

麦粒肿是化脓性细菌侵入眼睑腺体而引起的一种急性炎症，当眼睑上的腺体阻塞或感染时，就会形成麦粒肿。当我们的眼睛出现这种不舒服的情况时，不要用手揉眼睛，要及时找医生治疗，这样我们漂亮的眼睛才会尽快恢复健康哟!

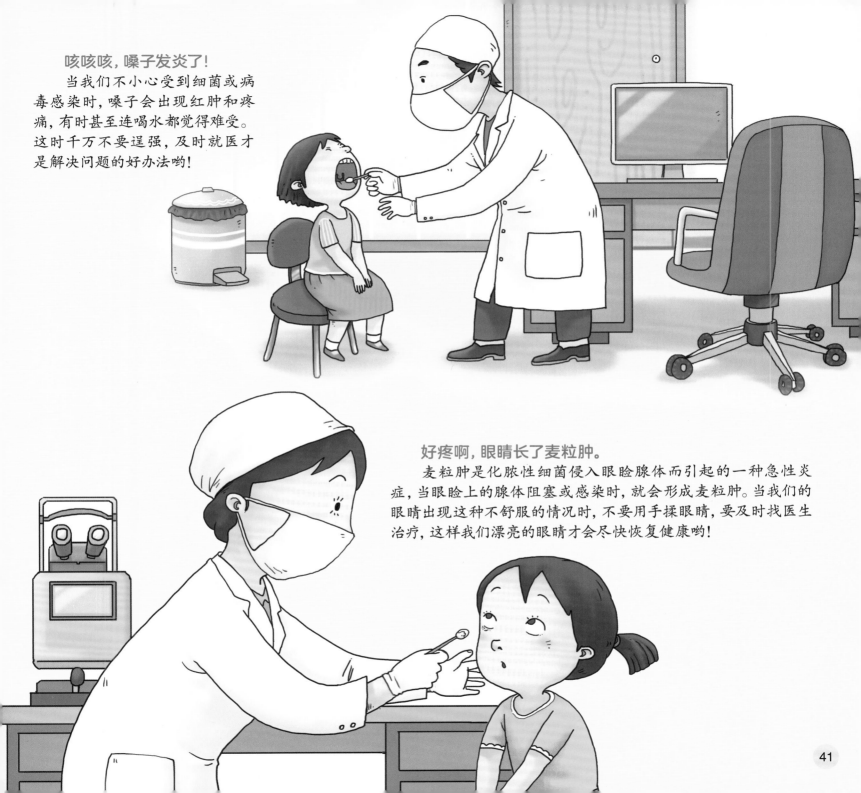

摔倒了，我的手臂擦伤了。

通常情况下，我们的皮肤擦伤后，需要进行消炎处理。过一段时间之后伤口处会结痂（jiā），这是新皮肤长出前的一道屏障，能阻挡病菌从伤口侵入到我们的体内。

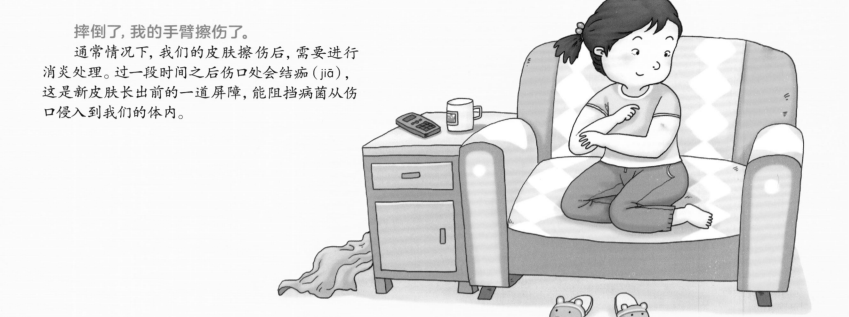

肚子好胀，我怎么会消化不良？

有时候，我们吃得太急太多，把胃装得满满当当，就会加重胃的负担。胃没有足够的力气通过蠕动将食物运往肠胃，就造成了消化不良。

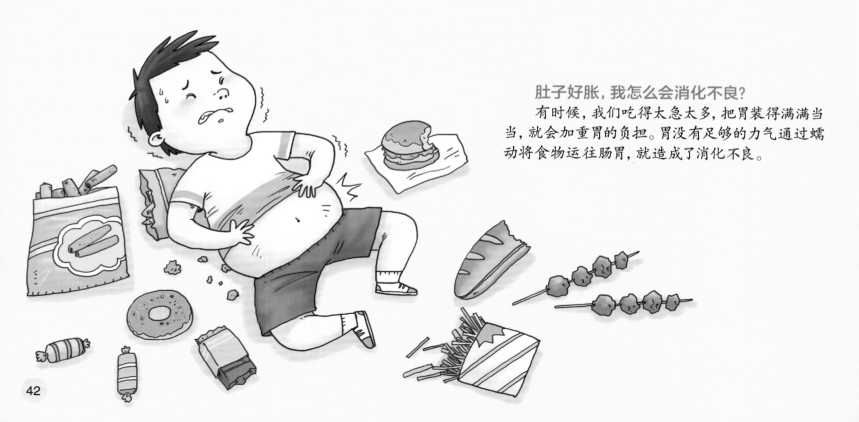

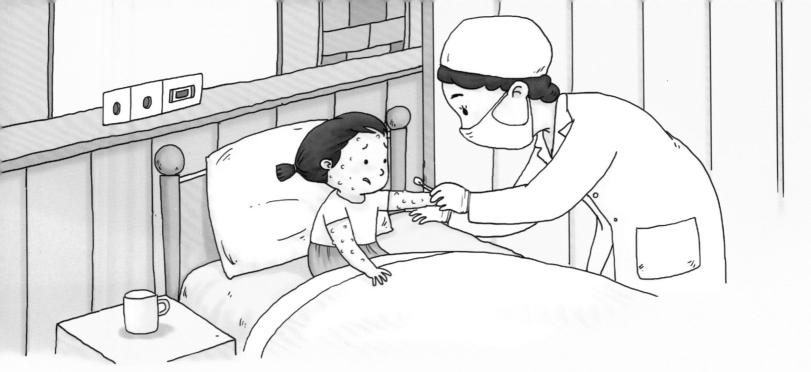

好痒啊，我起水痘了。

　　当我们身体的免疫力下降时，水痘病毒就容易侵入体内。可是身上起水痘太难受了，不仅一身小水疱，而且非常痒。这时候我们不要把水痘抓破，抓破后容易引起感染，还会留下疤痕。这期间我们尽量不要与他人接触，以免传染别人，还要注意消毒与清洁，病情加重时记得及时去医院治疗哟！

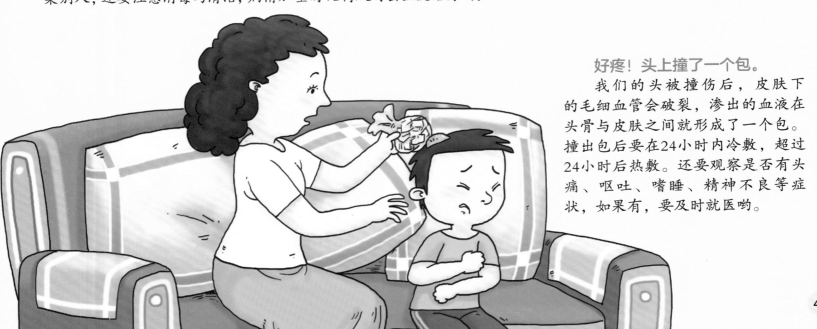

好疼！头上撞了一个包。

　　我们的头被撞伤后，皮肤下的毛细血管会破裂，渗出的血液在头骨与皮肤之间就形成了一个包。撞出包后要在24小时内冷敷，超过24小时后热敷。还要观察是否有头痛、呕吐、嗜睡、精神不良等症状，如果有，要及时就医哟。

自我保护

男孩的私密部位是屁股和生殖器官，女孩的私密部位是胸部、屁股和生殖器官。我们要学会保护自己，在遇到危险情况时，要及时逃离，并寻求家人、老师、警察叔叔等大人的帮助。

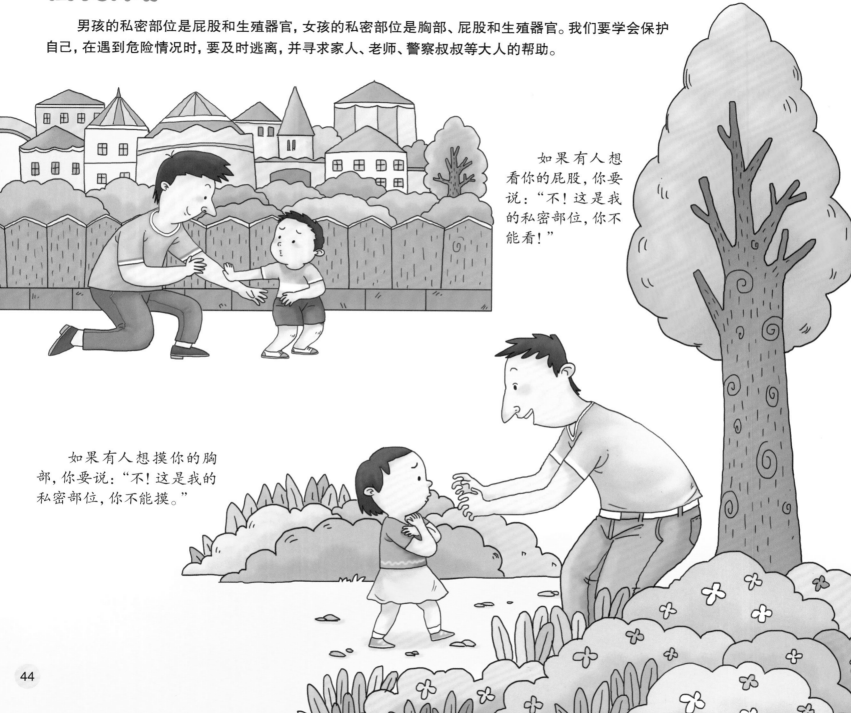

如果有人想看你的屁股，你要说："不！这是我的私密部位，你不能看！"

如果有人想摸你的胸部，你要说："不！这是我的私密部位，你不能摸。"

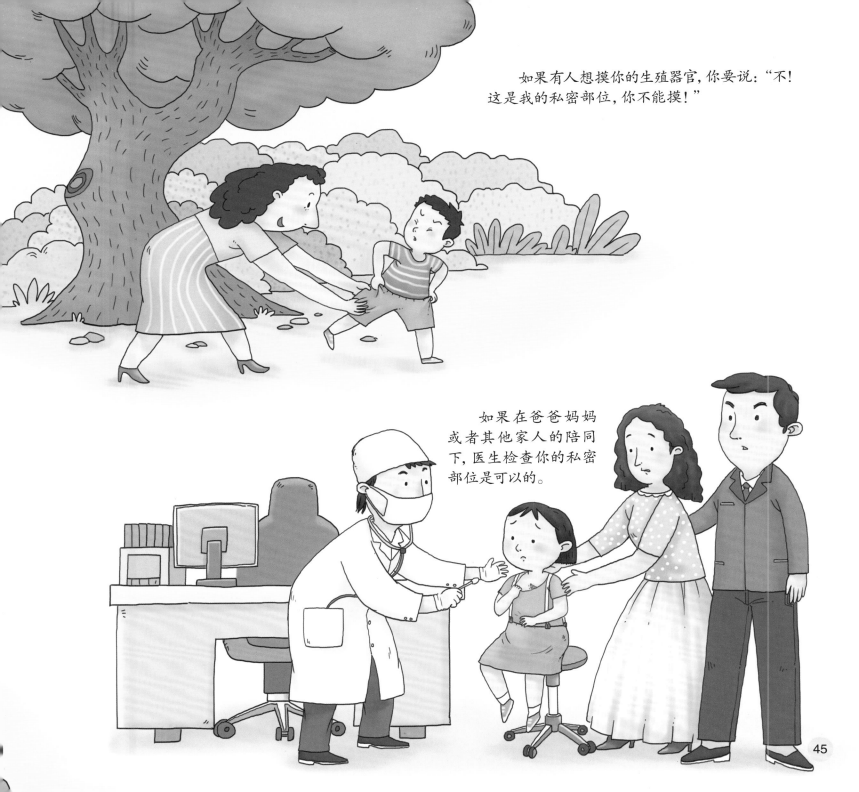

如果有人想摸你的生殖器官,你要说:"不!这是我的私密部位,你不能摸!"

如果在爸爸妈妈或者其他家人的陪同下,医生检查你的私密部位是可以的。

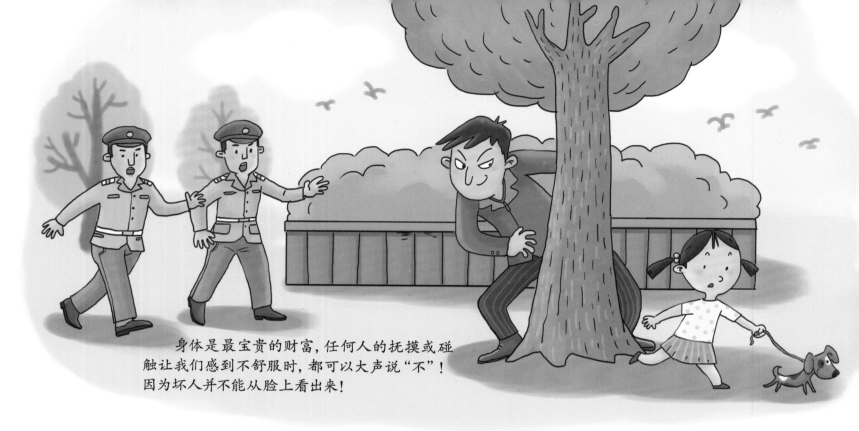

身体是最宝贵的财富，任何人的抚摸或碰触让我们感到不舒服时，都可以大声说"不"！因为坏人并不能从脸上看出来！

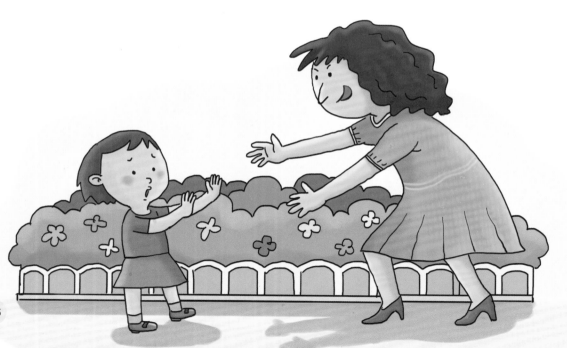

如果陌生人想和你拥抱，你要说："不，我不想和你有亲密接触！"

如果有陌生人想亲吻你,你要说:"不!我拒绝!因为我根本不认识你!"

在公共场所,如果有陌生人请你吃好吃的食物,你要说:"不,我不吃陌生人给我的食物!"

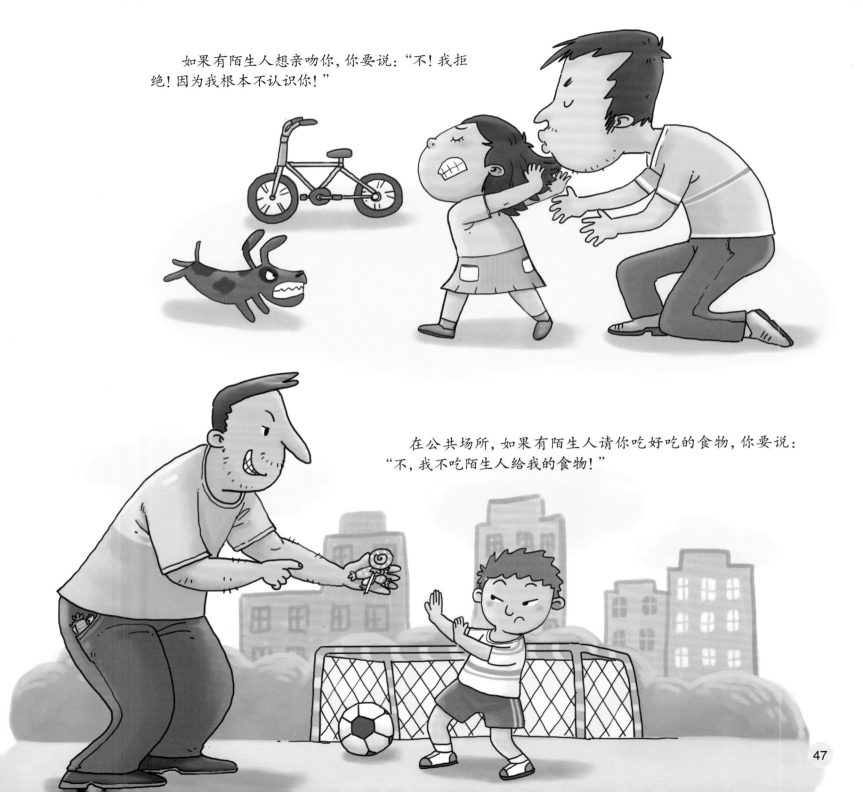

图书在版编目（CIP）数据

画给孩子的身体密码 / 小麒麟童书馆编著 . — 长春：吉林美术出版社，2021.1
ISBN 978-7-5575-5795-9

Ⅰ . ①画… Ⅱ . ①小… Ⅲ . ①人体—儿童读物 Ⅳ . ① R32-49

中国版本图书馆 CIP 数据核字（2020）第 174040 号

HUA GEI HAIZI DE SHENTI MIMA
画给孩子的身体密码

作　　者　小麒麟童书馆 编著
出 版 人　赵国强
责任编辑　邱婷婷
封面设计　榕　晨
开　　本　787mm×1092mm　1/12
字　　数　50 千字
印　　张　4
版　　次　2021 年 1 月第 1 版
印　　次　2021 年 1 月第 1 次印刷

出版发行　吉林美术出版社
地　　址　长春市人民大街 4646 号
邮政编码　130021
网　　址　www.jlmspress.com
经　　销　北京麒麟兄弟文化传媒有限公司
电　　话　010-51145692
印　　刷　北京楠萍印刷有限公司

ISBN 978-7-5575-5795-9　　　　　定价：69.00 元